BEI GRIN MACHT SICH IHR WISSEN BEZAHLT

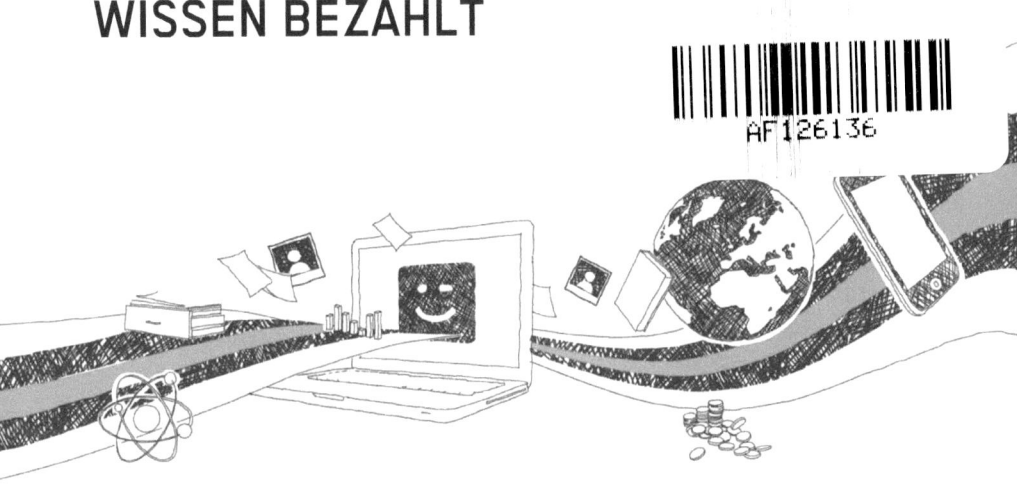

- Wir veröffentlichen Ihre Hausarbeit, Bachelor- und Masterarbeit

- Ihr eigenes eBook und Buch - weltweit in allen wichtigen Shops

- Verdienen Sie an jedem Verkauf

Jetzt bei www.GRIN.com hochladen und kostenlos publizieren

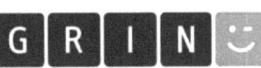

Bibliografische Information der Deutschen Nationalbibliothek:

Die Deutsche Bibliothek verzeichnet diese Publikation in der Deutschen National-
bibliografie; detaillierte bibliografische Daten sind im Internet über http://dnb.d-
nb.de/ abrufbar.

Dieses Werk sowie alle darin enthaltenen einzelnen Beiträge und Abbildungen
sind urheberrechtlich geschützt. Jede Verwertung, die nicht ausdrücklich vom
Urheberrechtsschutz zugelassen ist, bedarf der vorherigen Zustimmung des Verla-
ges. Das gilt insbesondere für Vervielfältigungen, Bearbeitungen, Übersetzungen,
Mikroverfilmungen, Auswertungen durch Datenbanken und für die Einspeicherung
und Verarbeitung in elektronische Systeme. Alle Rechte, auch die des auszugsweisen
Nachdrucks, der fotomechanischen Wiedergabe (einschließlich Mikrokopie) sowie
der Auswertung durch Datenbanken oder ähnliche Einrichtungen, vorbehalten.

Impressum:

Copyright © 2020 GRIN Verlag
Druck und Bindung: Books on Demand GmbH, Norderstedt Germany
ISBN: 9783346249227

Dieses Buch bei GRIN:

https://www.grin.com/document/921342

Stefan S.

Salutogenese und Pathogenese. Aspekte der Prävention, Gesundheitsförderung und Rehabilitation

GRIN Verlag

GRIN - Your knowledge has value

Der GRIN Verlag publiziert seit 1998 wissenschaftliche Arbeiten von Studenten, Hochschullehrern und anderen Akademikern als eBook und gedrucktes Buch. Die Verlagswebsite www.grin.com ist die ideale Plattform zur Veröffentlichung von Hausarbeiten, Abschlussarbeiten, wissenschaftlichen Aufsätzen, Dissertationen und Fachbüchern.

Besuchen Sie uns im Internet:

http://www.grin.com/

http://www.facebook.com/grincom

http://www.twitter.com/grin_com

Einsendeaufgabe

Prävention, Gesundheitsförderung und Rehabilitation

Modul: Prävention, Gesundheitsförderung und Rehabilitation

Studiengang: B. Sc. Psychologie

von

Stefan S.

Inhaltsverzeichnis

1 Teilaufgabe 1: Gesundheitsförderung und Prävention

Im folgenden Kapitel sollen die beiden grundlegenden Konzepte zu Gesundheitsförderung und Prävention, nämlich die Salutogenese und die Pathogenese erläutert werden, sodass sich ihre Unterschiede erkennen lassen. Das Unterkapitel 1.1 befasst sich dabei mit der pathogenetischen Perspektive der Prävention, bei der es um die Vermeidung von Gesundheitsrisiken geht, während Unterkapitel 1.2 das gesundheitsfördernde Konzept der Salutogenese thematisiert, das sich auf die Stärkung der Gesundheitsressourcen konzertiert.[1] Daran anknüpfend werden sowohl das Gesundheits-Krankheitskontinuum als auch der Kohärenzsinn definiert.

1.1 Pathogenetische Perspektive

Der Begriff der Pathogenese setzt sich aus den griechischen Wörtern pathos (zu deutsch: Krankheit) und genesis (zu deutsch: Entstehung) zusammen und beschreibt somit die Krankheitsentstehung. Die pathogenetische Perspektive bezieht sich demnach auf die ursächlichen Risikofaktoren für das Entstehen einer Krankheit. Die Leitfrage nach der Entstehung von Krankheit orientiert sich also an den Risikofaktoren.[2] Gesundheit und Krankheit befinden sich hierbei in einem dichotomen Verhältnis zueinander, das heißt, dass sie sich gegenüberstehen und ergänzen. Damit die Risikofaktoren identifiziert werden können, betrachtet die Pathogenese physische Veränderungen auf mehreren unterschiedlichen Ebenen wie beispielsweise Organe, Gewebe oder Zellen. Abweichungen vom einheitlich definierten Normalzustand des Körpers werden als Krankheit interpretiert.[3] Da Gesundheit aus medizinischer Sicht auch heute noch als die Abwesenheit von Krankheit definiert wird, dominiert die pathogenetische Sichtweise den Großteil der modernen Gesundheitsforschung.[4]

Das pathogenetische Gesundheitsmodell geht davon aus, dass sich ein Mensch entweder als gesund oder als krank einstufen lässt, wobei kranke Menschen einer Krankheitskategorie zugeordnet werden müssen, um sie ärztlich zu behandeln. Jede Krankheit weißt einen zugrunde liegenden, ursächlichen Zusammenhang auf, der entweder wie ein

---

[1] Vgl. Steinbach (2017), S. 73
[2] Vgl. Reimann/Hammelstein (2006), S. 24
[3] Vgl. Habermann-Horstmeier/Lippke (2019a), S. 2
[4] Vgl. Faltermaier (2017), S. 58; Steinbach (2017), S. 30

biologischer Erreger von außen in den Organismus eindringt oder in Form von genetischen Defekten sowie physikalischen Traumen im Körper selbst entsteht. Jede medizinisch diagnostizierte Krankheit wird im Rahmen der Pathogenese mit einer spezifischen Therapieform behandelt. Die Aufgabe, Krankheiten zu erkennen und zu behandeln, fällt heutzutage der Medizin zu, wie zum Beispiel in Form von Krankenhäusern, Rehabilitationseinrichtungen oder auch medizinischen Forschungsinstitutionen.[5]

Die beiden umfassendsten Krankheitsmodelle, die dem Paradigma der Pathogenese zugeordnet werden können, sind das biomedizinische und das biopsychosoziale Modell. Dem biomedizinischen Modell zufolge ist Gesundheit oder Krankheit eindeutig feststellbar, da Gesundheit als die Abwesenheit von Krankheit interpretiert wird. Nur wenn ein Mensch die festgelegten diagnostischen Kriterien einer Krankheit erfüllt, erfährt er eine Diagnose und wird als krank eingestuft. Auch wenn die moderne Medizin den hohen Einfluss von Lebensgewohnheiten oder Umweltbedingungen auf die Gesundheit nachgewiesen hat und anerkennt, dass das dichotome Verhältnis zwischen Gesundheit und Krankheit nicht aufrechterhalten werden kann, ist das biomedizinische Modell dennoch weit verbreitet.[6] Aus Kritik entwarf Engel im Jahre 1977 das biopsychosoziale Modell, welches als Erweiterung neben den biologischen Faktoren außerdem noch psychische und soziale Dimensionen miteinbezieht.[7] Auch wenn sich beide Modell auf Krankheiten beziehen, nähert sich das biopsychosoziale Modell eher der Salutogenese an, indem es Schutzfaktoren und Widerstandsressourcen in den Fokus nimmt.[8] Im folgenden Kapitel wird die salutogenetische Sichtweise weiter ausgeführt und mit den Ansätzen der Pathogenese verglichen.

1.2 Salutogenetische Perspektive

Der Begriff der Salutogenese ist auf den Medizinsoziologen Aaron Antonovsky (1923-1994) zurückzuführen und setzt sich aus dem lateinischen Wort salus (zu deutsch: Gesundheit) und dem griechischen Wort genesis zusammen. Demnach fokussiert sich die salutogenetische Perspektive hauptsächlich auf die Entstehung und Erhaltung von Gesundheit. Das Konzept der Salutogenese wurde erstmalig von Antonovsky in seinen

---

[5] Vgl. Faltermaier (2017), S. 58-59
[6] Vgl. Lippke/Renneberg (2006), S. 9
[7] Vgl. Engel (1977), S. 132
[8] Vgl. Lippke/Renneberg (2006), S. 9

beiden Werken „Health, Stress and Coping" (1979) und „Unraveling the Mystery of Health. How People Manage Stress and Stay Well" (1987) vorgestellt.[9] Antonovsky geht in seinen Ausführungen davon aus, dass es sich bei Gesundheit und Krankheit nicht um dichotome Gegensätze handelt, sondern vielmehr um zwei Extrempunkte eines sich ständig verändernden Kontinuums. Solange ein Mensch noch nicht gestorben ist, muss er folglich in einem gewissen Ausmaß noch gesund sein. Die Position auf diesem Kontinuum ändert sich jedoch ständig und sollte daher zu mehreren Zeitpunkten untersucht werden. Gesundheit als ein Normalzustand und Krankheit als die Abweichung vom Normalzustand stellt für Antonovsky demnach keine logische Option dar, da er davon ausgeht, dass der Mensch über sein Leben hinweg kontinuierlich Stressoren ausgesetzt ist, die der Gesundheit schaden könnten.[10] Anstatt von einem Gleichgewicht der physischen Körperfunktionen auszugehen, erläutert Antonovsky in seinen Ausführungen zur Salutogenese einen Zustand der Heterostase, also ein Ungleichgewicht innerhalb des Körpers, bei dem der Organismus willentlich zur Unordnung drängt. Das Grundprinzip des menschlichen Lebens ist für ihn daher nicht die Erhaltung des inneren Gleichgewichts, sondern das ständige ausbalancieren des Ungleichgewichts.[11] Diesen Umstand beschreibt Antonovsky mit dem sogenannten health-ease-dis-ease-continuum,[12] welcher im nachfolgenden Unterkapitel erneut aufgegriffen und genauer erläutert wird.

Die drei zentralen Bereiche, die auf diesem Kontinuum wirken, sind die Widerstandsressourcen, der Kohärenzsinn und die gesellschaftlichen Voraussetzungen und Ressourcen. Mithilfe verschiedener Widerstandsressourcen, welche sich auf körperliche und geistige Fähigkeiten, aber auch auf finanzielle Ressourcen beziehen, kann ein Individuum versuchen, sich überwiegend in der Nähe des Extrempunktes der Gesundheit zu bewegen. Auf gesellschaftlicher Ebene kann hingegen ein positives soziales Umfeld oder eine gute Schulbildung, als Widerstandsressource gegenüber Risikofaktoren dienen. Um die Anpassungsleistung an diese unberechenbaren äußeren Belastungsfaktoren steigern zu können, sollte ein Mensch die Überzeugung besitzen, das eigene Leben nach eigenen Vorstellungen kontrollieren und gestalten zu können. Diese Fähigkeit wird mit dem Kohärenzsinn umschrieben, welcher ebenfalls weiter unten näher definiert wird.[13]

Nach Antonovsky lässt sich der Unterscheid zwischen der Salutogenese und der Pathogenese mithilfe von fünf verschiedenen Aspekten konkret aufzeigen. Der erste Aspekt ist

---

[9] Vgl. Bengel (2017), S. 1466
[10] Vgl. Antonovsky (1997), S. 22-23
[11] Vgl. Antonovsky (1979); zitiert nach Faltermaier (2017), S. 60
[12] Vgl. Blättner/Waller (2018), S. 13
[13] Vgl. Habermann-Horstmeier/Lippke (2019a), S. 2-3

6

die Art der Klassifizierung eines gesundheitlichen Zustands. Während ein Organismus aus der pathogenetischen Perspektive entweder als krank oder gesund klassifiziert wird, geht die Salutogenese davon aus, dass der aktuelle Gesundheitszustand eines Menschen irgendwo zwischen den beiden Extrempunkten der maximalen Gesundheit und der maximalen Krankheit liegt und sich auf diesem Kontinuum in konstanter Bewegung befindet. Ein weiterer Aspekt, der zu unterscheiden ist, sind die Individuen, denen sich die Forscher widmen. In der Pathogenese steht der kranke Patient im Mittelpunkt, da es hierbei darum geht, die Krankheitsentstehung zu ergründen. Weil der Fokus der Salutogenese jedoch auf der Entstehung und Erhaltung der Gesundheit liegt, werden hier alle Menschen untersucht, um festzustellen warum sich eine Person auf dem Kontinuum entweder in Richtung Krankheit oder in Richtung Gesundheit bewegt. Außerdem lassen sich Unterschiede bei den zentralen Kausalfaktoren feststellen. Während sich die Forscher bei der Pathogenese auf die Risikofaktoren und Stressoren konzentrieren, die eine Krankheit verursachen können, stehen aus salutogenetischer Sichtweise die verschiedenen Ressourcen zur Erhaltung oder Verbesserung der Gesundheit im Fokus. Zudem werden die Stressoren von der Salutogenese nicht nur als krankheitsverursachende Risikofaktoren verstanden, sondern auch als positiv wahrgenommen, da sie gesundheitsförderliches Verhalten hervorrufen können. Als letzten zu unterscheidenden Aspekt nennt Antonovsky die jeweiligen Ziele beider Ansätze. So sind die Anhänger der Pathogenese stets bemüht, für jede Krankheit eine spezifische Behandlungsmethode zu entwickeln, während die Forscher der Salutogenese eine Stärkung der Widerstandsressourcen anstreben.[14]

1.2.1 Gesundheits-Krankheits-Kontinuum

Wie bereits erwähnt, geht Antonovsky in der salutogenetischen Perspektive davon aus, dass sich Gesundheit und Krankheit als zwei Extrempunkte auf einem Kontinuum gegenüberstehen. Er umschreibt seinen Denkansatz mit der Metapher eines Flusses, in dem sich die Menschen ihr gesamtes Leben befinden. Dieser Fluss hat unterschiedliche Eigenschaften wie Biegungen, Geschwindigkeitswechsel, Strömungen oder Strudel, welche das Schwimmen zu bestimmten Zeiten erschweren könnten. Unter welchen Voraussetzungen eine Person ein guter Schwimmer werden kann, versucht Antonovsky dabei mit

---

[14] Vgl. Antonovsky (1979); zitiert nach Faltermaier (2017), S. 60-61

seinen Forschungen herauszufinden.[15] Für ihn stellt das menschliche Leben demnach einen Fluss dar, welcher stets voller Herausforderungen und Gefahren ist.

Antonovsky geht in seinen Formulierungen zur Salutogenese nicht von spezifischen Erkrankungen aus, sondern vielmehr von persönlichen Empfindungen und einem gesundheitsbezogenen Wohlbefinden. Dieses theoretische Konzept stellt er auf seiner eigenen, abgewandelten Version des Gesundheits-Krankheits-Kontinuums dar, nämlich dem health-ease-dis-ease-continuum.[16] Das Kontinuum besteht also aus dem Pol der völligen Gesundheit, Zufriedenheit und des Wohlbefindens (health-ease) sowie aus dem Pol der völligen Abwesenheit von Gesundheit und Wohlbefinden (dis-ease). Dabei können diese beiden Extrempole von lebenden Menschen niemals erreicht werden, da jedes Individuum, auch wenn es sich gesund fühlt, prinzipiell in gewissem Maße krank ist, genauso wie Teile von ihm stets gesund sein müssen, solange der Organismus noch lebt, auch wenn er sich krank fühlt.[17] Um auf die Metapher des Flusses zurückzukommen, entspricht die individuelle Fähigkeit gut schwimmen zu können, dem Kohärenzsinn, einer Persönlichkeitseigenschaft und zentralem Bestandteil im Modell der Salutogenese, der im folgenden Unterkapitel thematisiert werden soll.

1.2.2 Kohärenzsinn

Der Kohärenzsinn wird als eine dynamische Grundhaltung gegenüber dem eigenen Leben definiert, der es einem Individuum ermöglicht, die interne und externe Umwelt als zusammenhängend und vorhersagbar sowie sinnvoll zu erleben.[18] So kann es bei verschiedenen Menschen, die unter den gleichen äußeren Bedingungen leben, dennoch zu unterschiedlichen Gesundheitszuständen kommen. Hierbei spielt der Kohärenzsinn eine entscheidende Rolle, da dieser darüber entscheidet, wie gut eine Person die zur Verfügung stehenden Ressourcen einsetzen kann, um ihre Gesundheit und ihr Wohlbefinden zu steigern. Der Grundgedanke hinter dem Kohärenzsinn ist, dass je ausgeprägter er bei einem Menschen ist, desto wahrscheinlicher ist die Entstehung und Erhaltung von Gesundheit. Spezifische Situationen oder Rollen haben dabei keinen Einfluss auf die Stärke des Kohärenzsinnes. Wie oben erwähnt, definiert Antonovsky den Kohärenzsinn als eine

---

[15] Vgl. Antonovsky (1997), S. 92
[16] Vgl. Blättner/Waller (2018), S. 13
[17] Vgl. Antonovsky (1989), S. 53
[18] Vgl. Antonovsky (1997), S. 16

dynamische Grundeinstellung, da er durch die verschiedenen Lebenserfahrungen mitgestaltet und bestätigt wird und dadurch stabil und fortwirkend bestehen bleibt.[19] Der Kohärenzsinn setzt sich aus den folgenden drei Gefühlkomponenten zusammen: Verstehbarkeit, Handhabbarkeit und Sinnhaftigkeit. Das Gefühl von Verstehbarkeit ermöglicht es einem Menschen, seine Umwelt als kognitiv nachvollziehbar einzuschätzen, sodass sie geordnet, konsistent und erklärbar erscheint. Personen mit einem ausgeprägten Gefühl von Verstehbarkeit können sogar unerwartete Ereignisse in ihr Leben einordnen und erklären. Das Gefühl von Handhabbarkeit bildet die zweite Komponente und beschreibt das Ausmaß, in dem sich ein Mensch in der Lage fühlt, eine Herausforderung mithilfe der zur Verfügung stehenden Ressourcen zu bewältigen. Wenn eine Person ein hohes Maß an Handhabbarkeit besitzt, wird sie sich von schlechten Erlebnissen im Laufe des Lebens nicht negativ beeinflussen lassen. Diese Überzeugung, die Dinge bewältigen zu können, gewährt es dem Individuum, den möglicherweise auftretenden Trauerprozess schnell und effektiv zu überwinden. Das Gefühl von Sinnhaftigkeit bildet die letzte Komponente und bestimmt die Stärke des Kohärenzsinnes. Hiermit können Menschen bestimmte Lebensbereiche als besonders bedeutsam herausstellen, für welche sie sich auf emotionaler Ebene einsetzen würden. Dadurch bauen sie gewisse Sinnbezüge zu diesen Bereichen auf, die in konkreten Handlungszielen resultieren.[20]

2 Teilaufgabe 2: Gesundheitsorientierte Lebensführung

Gesundheitsförderung ist stets auch mit dem eigenen Interesse an Gesundheit verbunden. Die Entwicklung und Pflege einer gesundheitsorientierten Lebensführung ist somit ein wichtiger Bestandteil der Gesundheitserhaltung und -entstehung. Die folgenden drei Unterkapitel beschäftigen sich daher mit den Voraussetzungen, die für eine gesundheitsorientierte Lebensführung bedeutend sind, nämlich der Handlungsfähigkeit, der Handlungsbereitschaft und den persönlichen Eigenschaften. Sie beruhen auf Modellen zur Gesundheitskompetenz und lassen sich mit verschiedenen Aspekten in Verbindung bringen, die nachfolgend definiert und mit Beispielen nachdrücklich erläutert werden.

---

[19] Vgl. Bengel/Strittmatter/Willmann (2001), S. 28-29
[20] Vgl. Reimann/Hammelstein (2006), S. 15-16

2.1 Handlungsfähigkeit

Die Handlungsfähigkeit bildet die kognitive Basis und damit das erste Feld der gesundheitsorientierten Lebensführung und umfasst explizites und implizites Wissen sowie spezielle Fertigkeiten.[21] Um sich einen gesundheitsorientierten Lebensstil aneignen zu können, muss das Individuum vorerst, als Basis für konkrete Handlungen, grundlegendes Wissen über den Sachverhalt erlernen.[22]

Explizites Wissen ist dadurch gekennzeichnet, dass es beim Erwerb, Aufbau und Abruf bewusste und absichtliche Aufmerksamkeit erfordert. Wissen, welches bewusst und mit Absicht gelernt wird, ist zwangsläufig leichter wiederzugeben. Je stärker man es fixieren, reflektieren und anderen mitteilen kann, desto höher ist die Wahrscheinlichkeit einer gelungenen und vollkommenen Aufmerksamkeitszuwendung. Daher ist die Möglichkeit, erlerntes Wissen auf mündliche oder schriftliche Art und Weise zu fixieren und zu einem späteren Zeitpunkt anderen mittzuteilen, ein charakteristisches Merkmal von explizitem Wissen. Der Erwerb erfolgt dabei entweder formal oder nicht-formal. Der explizite Wissenserwerb durch formale Lernstrategien bezieht sich generell auf Bildungs- oder Ausbildungsinstitutionen, wo Lernziele und Lernzeit vorgegeben sind und Lernförderung angeboten wird. Nicht-formales Lernen fundiert zwar ebenfalls auf systematische Lernziele, Lernzeiten und Lernmittel, jedoch außerhalb einer Bildungs- oder Ausbildungsinstitution stattfindet.[23] Ein Beispiel für explizites Wissen wäre demnach Fakten- oder Methodenwissen bezüglich wissenschaftlich fundierter Theorien oder Annahmen zu gewissen Themen. In Bezug auf eine gesundheitsorientierte Lebensführung lässt sich folgendes konkretes Beispiel nennen: Der generelle Konsum von Tabakwaren kann, abhängig von der konsumierten Menge, mit sehr hoher Wahrscheinlichkeit Lungenkrebs verursachen oder eine andere tödliche Krankheit zur Folge haben. Der verzichte auf jegliche Drogen im Allgemeinen verbessert grundsätzlich die Perspektive auf hohe Gesundheit.

Demgegenüber steht das implizite Wissen, welches keine bewusste oder absichtliche Aufmerksamkeit beim Erwerb, Aufbau und Abruf erfordert. Dies hat zur Folge, dass das erworbene Wissen nur mit besonderer Anstrengung und Konzentration mündlich sowie schriftlich fixierbar und anderen mitteilbar gestaltet werden kann. Das implizite Wissen wird in informeller Form meist als eine Erfahrung im Alltag, am Arbeitsplatz oder im Freundes- und Familienkreis auf beiläufige Weise ohne Lernziel, Lernzeit oder

---

[21] Vgl. Lenartz (2012), S. 44
[22] Vgl. Hamacher/Wittmann (2005), S. 57
[23] Vgl. Hamacher/Wittmann (2005), S. 35

Lernförderung erworben.[24] So kann es in verschiedenen Situationen zu unerwartetem und unbemerktem Lernen kommen. Der Alltag bietet ständig neuen Herausforderungen, bei denen man stets Fehler begeht und für zukünftige Aufgaben daraus lernen kann. Das altbekannte Sprichwort: „An apple a day keeps the doctor away.", eignet sich hierbei als Beispiel für typisches Alltagswissen über gesundheitsförderliches Verhalten.

Die letzte Komponente der Handlungsfähigkeit bilden die speziellen Fertigkeiten, welche von Hacker als kognitiv verfestigte und automatisierte Tätigkeitsabläufe bezeichnet werden, die eine Person durch andauernde Übung erwerben kann.[25] Die Fertigkeit kann ganz ohne bewusste Zuwendung ausgeführt werden, wodurch jedoch die Ausführungsweise ebenfalls nicht mehr nachvollziehbar erscheint. Während der Ausführung gehen die einzelnen Tätigkeitsschritte ohne Pausen unerkenntlich ineinander über, sodass Außenstehende nur einen ganzheitlichen Bewegungsablauf wahrnehmen können. Dabei sind diese Abläufe wegen der Automatisierung wesentlich anfälliger für Störungen, als bewusst durchgeführte Tätigkeiten. Dadurch, dass die speziellen Fertigkeiten überwiegend gedankenlos angewendet werden, lassen sie sich als Werkzeug für schwierigere Aufgaben nutzen, bei denen eine bewusste Aufmerksamkeit gefordert ist. Es bleibt jedoch zu bedenken, dass diese Fertigkeiten nur mit Erfahrung und kontinuierlicher Wiederholung ausgebildet werden können und nicht auf andere Personen übertragbar sind.[26] Eine weitverbreitete spezielle Fertigkeit von den meisten Menschen ist das Autofahren. Hierbei erfolgt die Bedienung des Kraftfahrzeugs ebenfalls automatisiert und überwiegend komplett unbewusst, da sich die Aufmerksamkeit primär auf den Verkehr richtet. Das Beispiel lässt sich auch auf das Fahrradfahren übertragen, welches bei regelmäßiger Ausführung zu einer gesundheitsorientierten Lebensführung beträgt.

Gesundheitssysteme haben einen effektiveren Einfluss auf Menschen mit ausgebildeter Handlungsfähigkeit, da diese beispielsweise öffentliche Angebote zur Steigerung der Gesundheit eher wahrnehmen werden. Sie verfügen über die notwendigen Wissensbereiche, um bestimmte Kompetenzen entwickeln und ihre Lebensführung an einem gesundheitsorientierten Maßstab ausrichten zu können. Die motivationalen Aspekte lassen sich in der Handlungsbereitschaft wiederfinden, die im Folgenden thematisiert wird.

---

[24] Vgl. Hamacher/Wittmann (2005), S. 35
[25] Vgl. Hacker (1978), S. 305
[26] Vgl. Norman (1982); zitiert nach Hacker/Skell (1993), S. 73-74

2.2 Handlungsbereitschaft

Die Handlungsbereitschaft ergänzt das kognitive Wissen der Handlungsfähigkeit, indem es auf persönlicher Ebene die Handlungskompetenz eines Individuums durch Werte, normative Einstellungen, Verantwortungsübernahme und Kontrollüberzeugung mitgestaltet, sodass sich die Motivation zu gesundheitsorientiertem Verhalten steigern und festigen kann. Die Ausbildung dieser Komponenten wird zudem von verschiedenen Emotionen begleitet, wodurch ihnen eine wichtige Rolle in der Handlungsbereitschaft zugeschrieben wird, da sie sowohl am Aufbau als auch an der Änderung von Handlungsbereitschaft beteiligt sind.[27]

Individuelle Werte werden von Kluckhohn (1976) als direkte oder indirekte, subjektive Leitgedanken definiert, die die Entscheidung eines Menschen über die verfügbaren Handlungsarten, -mittel und -ziele bestimmt.[28] Somit lässt sich die Motivation, das eigene Leben gesundheitsorientierter zu gestalten, ebenfalls durch eine bestimmte Werterhaltung steigern. Wenn die individuelle Gesundheit als Wert wahrgenommen wird, ist es wahrscheinlicher, dass sich eine Person auch um die Erhaltung jener Gesundheit bemüht. Die große Mehrheit der Gesellschaft heutiger Industrieländer pflegt jedoch eher bei materiellen Dingen eine gewisse Werterhaltung. So wird zum Beispiel besonders Autos ein hoher Wert zugesprochen, während die Gesundheit für die Meisten erst als wertvoll betrachtet wird, wenn sie sich in Gefahr befindet. Ein sehr aktuelles Exempel dafür aus dem Jahre 2020 ist die Corona-Pandemie. Die reale Wahrscheinlichkeit einer plötzlichen, potenziell gefährlichen Krankheit, hat einigen Menschen erstmalig deutlich gemacht, dass sie sehr wohl sterblich sind und die Gesundheit einen übergeordneten Wert im eigenen Leben haben sollte. Denn der Menschen kann seine Gesundheit zwar versichern, jedoch ist sie nicht ersetzbar.

Gewisse Werte können sich auch auf Menschen, Objekte und Situationen beziehen. Sie werden als normative Einstellungen bezeichnet, die relativ stabile Eigenschaften bilden und gewisse Handlungen steuern können. Eine Person kann ihre Einstellungen jedoch auch verändern, wodurch sich folglich die Möglichkeit bietet, das eigene Verhalten zu ändern.[29] Im Rahmen der persönlichen Gesundheitsförderung können sich normative Einstellungen somit auch auf Fast Food oder ungesunde Lebensmittel im Allgemeinen richten. Wenn diese Dinge als gesundheitsschädlich interpretiert werden, ist es

---

[27] Vgl. Hamacher/Wittmann (2005), S. 57
[28] Vgl. Kluckhohn (1976), S. 395
[29] Vgl. Hamacher/Wittmann (2005), S. 48

wahrscheinlicher, dass man entsprechend handelt und auf Fast Food verzichtet, was sich wiederrum positiv auf die Gesundheit auswirkt. Die dritte Komponente der Handlungsbereitschaft bildet die Verantwortungsübernahme, die ebenfalls mit Werten und Moral verbunden ist. Wie der Begriff bereits vermuten lässt, übernehmen Individuen hierbei die Verantwortung über ihr eignes Handeln in verschiedenen Situationen, wodurch man Entscheidungen und mögliche Konsequenzen selbst vertreten muss. Die Verantwortungsübernahme kann ebenso ein Zeichen für das Bestehen von Werten sein.[30] Eine Person, die die Verantwortung über ihre eigene Gesundheit übernimmt, hat somit auch die Verantwortung gewisse Entscheidungen zu treffen, die sich positiv auf die Gesundheit auswirken. Konsequenzen von gesundheitsschädigendem Verhalten können sich jedoch ebenfalls positiv auf die Lebensführung auswirken, da die Person diese selbst zu verantworten hat und aus den eigenen Fehlern lernen könnte.

Ob eine gewisse Handlung durch eigene Kompetenzen durchführbar und für die spezifische Aufgabe effektiv ist, entscheidet die sogenannte Kontrollüberzeugung. Je stärker man davon überzeugt ist, eine bestimmte Handlung erfolgreich ausführen zu können, desto höher ist die handlungssteuernde Wirkung.[31] Wenn eine Person also davon überzeugt ist, die Kontrolle über die eigene Gesundheit zu haben und sie durch bestimmte Handlungen zu erhalten, dann wird sich diese Person auch wahrscheinlich dafür einsetzen, um negativen Faktoren vorzubeugen. Dadurch kann zum Beispiel die Motivation, sich wöchentlich sportlich zu betätigen, gesteigert werden. Persönliche Eigenschaften sind hierbei jedoch ebenfalls von großer Bedeutung, weswegen sie im Folgenden näher definiert werden sollen.

2.3 Persönliche Eigenschaften

Die persönlichen Eigenschaften eines Individuums haben einen universalen Einfluss auf die Handlungsfähigkeit und -bereitschaft, indem sie die Motivation durch psychische und physische Ressourcen, das soziale Umfeld und Selbstmanagement steuern.[32] Im Kontext der Gesundheitsförderung lassen sich bei den psychischen Ressourcen vor allem die Selbstwirksamkeit und das Selbstkonzept hervorheben.[33] Das Konzept der

---

[30] Vgl. Hamacher/Wittmann (2005), S. 48
[31] Vgl. Hamacher/Wittmann (2005), S. 48
[32] Vgl. Hamacher/Wittmann (2005), S. 57; Tilliger/Riedel/Runde (2015), S. 18
[33] Vgl. Friedrich-Schiller-Universität Jena (2011)

Selbstwirksamkeit wurde im vorherigen Unterkapitel bereits mit der Kontrollüberzeugung angesprochen. Nach Bandura lassen sich drei Ebenen der Selbstwirksamkeitserwartung unterscheiden: die Stärke der Selbstwirksamkeitserwartung, der Schwierigkeitsgrad einer Aufgabe und die Generalisierbarkeit der Selbstwirksamkeit auf andere Situationen.[34] Menschen mit hoher Selbstwirksamkeitserwartung haben die Einstellung, dass sie eine Herausforderung nur mithilfe ihrer eigenen Fähigkeiten bewältigen können, wodurch sie mehr Motivation und Selbstvertrauen gewinnen.[35] Wenn eine Person beispielsweise davon überzeugt ist, den Konsum von Tabak minimieren zu können, um die eigene Gesundheit zu fördern und schwerwiegenden Krankheiten vorzubeugen, dann besitzt sie eine hohe Selbstwirksamkeitserwartung, die zugleich die Motivation stärkt, das Ziel erreichen zu wollen. Das Selbstkonzept steht in direktem Zusammenhang mit der Selbstwirksamkeit und bildet die kognitive und affektive Einstellung, die man sich selbst gegenüber vertritt.[36] Ein gutes Selbstkonzept trägt zu einem größeren Vertrauen in die eigenen Fähigkeiten bei und ist somit auch ein treibender Faktoren, wenn es zum Beispiel zu sportlicher Betätigung kommt. So kann die Motivation zu wöchentlichen Fitnessbesuchen deutlich gesteigert werden, wenn sich eine Person durch den Aufbau von Muskelmasse in persönlichen Schönheitsidealen bestätigt fühlt und den Selbstwert damit erhöht. Damit die positiven Emotionen erhalten bleiben, muss die Person die nötige Disziplin aufbringen, um sich weiterhin regelmäßig sportlich zu betätigen.

Die physischen Ressourcen beziehen sich auf die körperlichen Leistungen eines Menschen, so wie Ausdauer, Kraft, Beweglichkeit und Koordination.[37] Körperlich behinderte oder eingeschränkte Personen besitzen logischerweise weniger physische Ressourcen, auf die sie zurückgreifen können, als körperlich gesunde Menschen. In diesem Sinne können physische Ressourcen auch als eine Voraussetzung für gesundheitsorientierte Lebensführung auf der Grundlage körperlicher Betätigung gehandelt werden. Dennoch haben sie keinen großen Einfluss auf gesundheitsförderliches Verhalten, das sich auf Aspekte wie Ernährung oder Stressbewältigung bezieht. Ebenso kann eine gesundheitsorientierte Lebensführung zur Verbesserung der physischen Ressourcen beitragen, wie beispielsweise bei fettleibigen Menschen, die ihre körperliche Gesundheit durch Maßnahmen wie Ernährungsumstellung und Sport positiv beeinflussen.

---

[34] Vgl. Bandura (1997); zitiert nach Salewski/Renner (2009), S. 166-167
[35] Vgl. Warner (2017), S. 1527
[36] Vgl. Rakoczy (2017), S. 1518
[37] Vgl. Friedrich-Schiller-Universität Jena (2011)

Die dritte Komponente persönlicher Eigenschaften ist das soziale Umfeld eines Individuums, welches durch Rückmeldungen bestimmte Emotionen auslösen und dadurch auch zukünftige Handlungen steuern kann. Soziale Bestätigung und Anerkennung gegenüber bestimmten Handlungen kann diese verstärken und zugleich positive Emotionen auslösen. Umgekehrt kann eine Handlung durch Missachtung ebenso verhindert werden, da die Person zukünftig negative Emotionen mit dieser Handlung verbinden wird. Außerdem hat das soziale Umfeld eine gewisse Wertkultur, die die persönlichen Werte eines Einzelnen prägen und beeinflussen.[38] Somit kann ein neuer, gesundheitsorientierter Lebensstil bei Familie und Freunden auf große Zustimmung treffen, wodurch man sich in seinen Taten bestätigt fühlt und daher auch eher die Motivation hat, die Handlungen auch in Zukunft weiterhin auszuführen.

Das Selbstmanagement ist die letzte Komponente der persönlichen Eigenschaften und soll ein Individuum dabei unterstützen, das eigene Verhalten den Zielvorstellungen entsprechend zu steuern. Ein hohes Selbstmanagement befähigt Menschen dazu, die eigenen Bedürfnisse nicht nur wahrzunehmen, sondern auch umsetzen zu wollen.[39] Damit das Selbstmanagement auch auf die Gesundheitsförderung unterstützend einwirken kann, muss Gesundheit jedoch vorerst als anzustrebendes Bedürfnis erkannt werden.

3 Teilaufgabe 3: Präventionsarten

In der letzten Teilaufgabe dieser Einsendeaufgabe sollen drei Präventionsarten erläutert und mit jeweils einem Beispiel beschrieben werden. Das Unterkapitel 3.1 befasst sich dabei mit der Primärprävention, dessen Maßnahmen sich auf noch gesunde Menschen beziehen, während sich Unterkapitel 3.2 mit der Sekundärprävention beschäftigt, die sich auf klinisch unauffällige Krankheiten konzentriert. Zum Abschluss wird noch die Tertiärprävention definiert, welche erst bei weiter fortgeschrittenen Erkrankungen eingesetzt werden.[40]

---

[38] Vgl. Hamacher/Wittmann (2005), S. 49-50
[39] Vgl. Reinecker (2017), S. 1519
[40] Vgl. Habermann-Horstmeier/Lippke (2019b), S. 6

3.1 Primärprävention

Die Maßnahmen der Primärprävention werden bei gesunden Menschen ohne Krankheits-
symptome eingesetzt, um mögliche Neuerkrankungen rechtzeitig zu verhindern. Der Fokus der primären Prävention liegt dabei ausschließlich auf einzelnen Krankheiten.[41] Die
Präventivstrategien zur Abwendung von Erkrankungen richten sich zum einen auf äußer-
liche Faktoren, zum anderen aber auch auf die Patienten selbst. Die direkte Eliminierung
von schädlichen Umwelteinflüssen und die Unterbrechung von potenziellen Übertra-
gungswegen zielen zusammen auf die kontrollierbaren äußerlichen Faktoren ab. Der Patient soll aus dem gesundheitsschädigendem Lebensumfeld entfernt werden. Auf persönlicher Ebene sollen verhaltensbedingte Risikofaktoren unterbunden und die Widerstands-
kraft des Organismus gestärkt werden. Neben der Krankheitsvermeidung dient die Primärprävention ebenfalls der psychischen und physischen Gesundheitsförderung.[42] Die
Gesundheitsförderung ist jedoch nicht mit dem Feld der Primärprävention zu verwech-
seln, da sie sich nicht auf einzelne Krankheiten bezieht, sondern die Gesundheit im Allgemeinen betrachtet. Die Intention der primären Prävention ist die Eingrenzung beziehungsweise Verhinderung von Neuerkrankung innerhalb der Bevölkerung oder spezifischen Gruppen.[43]

Die Verhaltens- und Verhältnisprävention bilden die beiden grundlegenden Strategien
der Primärprävention. Die verhaltensorientierten Maßnahmen sollen den Menschen gesundheitsorientierte Verhaltensweisen näherbringen und sie dazu motivieren, diese auch
in ihre Lebensführung zu integrieren. Mithilfe von Ansätzen aus der Gesundheitserzie-
hung, -bildung oder -beratung lassen sich Risikofaktoren in Bereichen wie Konsumver-
halten, sportliche Betätigung oder Sexualität identifizieren und abschwächen. Die Verhältnisprävention fokussiert sich hingegen auf die Gesundheitsförderung in den verschiedenen Lebensbereichen einer Person.[44]

Die verschiedenen Maßnahmen der primären Prävention haben 2020 wegen der Corona-
Pandemie weltweite Anwendung gefunden. Durch Einschränkungen des öffentlichen Lebens und strikten Verhaltensanordnungen in Form von Hygienevorschriften und Ab-
standsregelungen, versuchen die Regierungen der Länder Neuinfektionen zu verringern
und bestehende Infektionsketten zu durchbrechen. Dabei werden sowohl

---

[41] Vgl. Habermann-Horstmeier/Lippke (2019b), S. 6
[42] Vgl. Franzkowiak (2003), S. 179
[43] Vgl. Habermann-Horstmeier/Lippke (2019b), S. 6
[44] Vgl. Slesina (2007), S. 2197

verhaltensorientierte als auch verhältnisorientierte Maßnahmen eingesetzt. So sind die Schließungen von Geschäften, Einkaufszentren, Parks, Schulen und ähnlichen Einrichtungen Strategien der Verhältnisprävention, um die gesundheitsschädigenden Risikofaktoren in der Umwelt zu minimieren. Im Gegensatz dazu dienen verhaltenspräventive Maßnahmen wie Abstandsregeln und Maskenpflicht der Sensibilisierung der Allgemeinheit und der Vorbeugung direkter Ansteckungen. Wie am Beispiel der sogenannten Corona-Krise deutlich wird, können primärpräventive Maßnahmen auch zu spät eingesetzt werden und fehlschlagen. In diesem Fall muss die Sekundärprävention eingesetzt werden, sodass die infizierten Menschen, die noch keine Symptome haben und trotzdem ansteckend sind, rechtzeitig identifiziert und behandelt beziehungsweise in Quarantäne gebracht werden.

3.2 Sekundärprävention

Die Sekundärprävention fokussiert sich auf die Untersuchung von Patienten, die sich in einem Frühstadium einer Erkrankung befinden und noch keine Symptome zeigen. Damit soll die Krankheit rechtzeitig erkannt und behandelt werden.[45] Die Anwendung von sekundärpräventiven Maßnahmen ist jedoch nur dann als sinnvoll zu verstehen, wenn sie mit einem Zusatznutzen für die betroffene Person oder die Allgemeinheit einhergehen.[46] Auf diese Weise können unnötige Risiken wie Falschdiagnosen und zusätzliche Kosten aufgrund von nicht notwendigen Behandlungen abgewendet werden.

Zu typischen sekundärpräventiven Maßnahmen gehören beispielsweise die Vorsorgeuntersuchungen, bei denen es um die Früherkennung von potenziellen Krankheiten geht. Die regelmäßigen Besuche bei den zuständigen Ärzten, sind von jedem Individuum selbst zu verantworten und somit auch mit viel Selbstmanagement und nötiger Motivation verbunden. Fast alle Vorsorgeuntersuchungen werden zudem von den gesetzlichen Krankenkassen übernommen[47]. So wird zum Beispiel Männern und Frauen ab dem 18. Lebensjahr bis zum 35. Lebensjahr ein einmaliger, allgemeiner Check-up als Vorsorgeuntersuchung angeboten. Frauen ab 20 Jahren haben ebenfalls einmal pro Jahr das Recht auf eine Krebsvorsorgeuntersuchung im Genitalbereich. Für Männer gilt dies erst ab 45 Jahren und bezieht zudem noch die Untersuchung der Prostata mit ein. Insgesamt haben Männer ab 18

---

[45] Vgl. Slesina (2007), S. 2197
[46] Vgl. Habermann-Horstmeier/Lippke (2019b), S. 6
[47] Vgl. Bundesministerium für Gesundheit (2019)

17

Jahren über ihr Leben hinweg einen Anspruch auf sechs Vorsorgeuntersuchungen, während Frauen ab 18 Jahren über das Leben verteilt sogar zehn kostenfreie Untersuchungen nutzen können.[48]

Unter Wissenschaftlern ist es umstritten, dass die Anwendung von sekundärpräventiven Strategien stets die Krankheitsbehandlung miteinbezieht. Während die einen Autoren medizinischen Interventionen eine präventive Funktion zuordnen, da sie Verschlechterungen von Krankheitsverläufen und Folgeerkrankungen bekämpfen und somit präventiv handeln, gehen andere Autoren vom Standpunkt aus, dass die Früherkennung und Krankheitsbehandlung keine Strategien der Prävention sind, sondern vielmehr zur Krankheitsheilung gehören.[49]

Hat sich eine Krankheit jedoch bereits im Organismus manifestiert, muss auf die Maßnahmen der Tertiärprävention zurückgegriffen werden, die im folgenden Unterkapitel definiert sind.

3.3 Tertiärprävention

Bleibt eine Krankheit trotz primärpräventiver und sekundärpräventiver Maßnahmen bestehen, muss eine Behandlung im Rahmen der Tertiärprävention erfolgen. Diese zielt darauf ab, Verschlechterungen und Chronifizierungen einer Erkrankung zu verhindert, sodass die Risiken von totalen Funktionsverlusten des Organismus auf einem ungefährlichen Niveau bleiben.[50] Falls bereits anatomische, physiologische oder psychologische Schadensbilder bestehen, sollen sie ebenfalls verbessert werden, um die Gefahren von Folge- und Begleiterkrankungen zu verringern.[51] Des Weiteren können die tertiärpräventiven Maßnahmen im Rahmen der Rehabilitation dazu eingesetzt werden, um mögliche Nachteile durch Behinderungen zu reduzieren und die sozialen Interaktionen in Beruf, Schule oder ähnlichen Umgebungen wiederherzustellen. Auch wenn sich die beiden Begrifflichkeiten der Tertiärprävention und Rehabilitation überschneiden, bleiben die tertiären Präventionsmaßnahmen eher krankheitsorientiert, während die Rehabilitation auf medizinisch-therapeutischen, psychosozialen und schulisch-beruflichen Ebenen die Lebensgestaltung der Patienten unterstützt.[52]

Vgl. Verbraucherzentrale (2020)
[49] Vgl. Slesina (2007), S. 2197
[50] Vgl. Habermann-Horstmeier/Lippke (2019b), S. 7
[51] Vgl. Schuntermann (1996); zitiert nach Slesina (2007), S. 2197
[52] Vgl. Habermann-Horstmeier/Lippke (2019b), S. 6-7

Im Bereich der Krebsforschung wird Tertiärprävention beispielsweise dafür eingesetzt, um einen Rückfall zu vermeiden und die Folgebeschwerden weitestgehend zu minimieren. So könne sich Sport und Bewegung in Form von tertiärpräventiven Maßnahmen hemmend auf die Ausbildung erneuter Krebszellen auswirken. Insgesamt stehen hier zur Tertiärprävention jedoch bislang keine ausreichenden Studien oder Forschungsergebnisse zur Verfügung.[53] Außerdem sind die Maßnahmen der tertiären Prävention, wie oben bereits erwähnt, in den Rehabilitationseinrichtung oder in Form einer Kur wiederzufinden, wo sie die Folgeschäden einer fortgeschrittenen Erkrankung eingrenzen oder ganz verhindern sollen.

---

[53] Vgl. Nationale Dekade gegen Krebs (2020)

Literaturverzeichnis

Antonovsky, A. (1979), Health, stress and coping, 1. Aufl., San Francisco.

Antonovsky, A. (1989), Die salutogenetische Perspektive: Zu einer neuen Sicht von Gesundheit und Krankheit. Meducs, 2. Jg., Nr. 2, S. 51-57.

Antonovsky, A. (1997), Salutogenese. Zur Entmystifizierung der Gesundheit, 1. Aufl., Tübingen.

Bandura, A. (1997), Self-efficacy: The exercise of control, 1. Aufl., New York.

Bengel, J. (2017), Salutogenese. In: Wirtz, M. A. (Hrsg.), Lexikon der Psychologie, 18. Aufl., Bern, S. 1466.

Bengel, J. / Strittmatter, R. / Willmann, H. (2001), Was erhält Menschen gesund? Antonovskys Modell der Salutogenese – Diskussionsstand und Stellenwert, 1. Aufl., Köln.

Blättner, B. / Waller, H. (2018), Gesundheitswissenschaft. Eine Einführung in Grundlagen, Theorie und Anwendung, 6. Aufl., Stuttgart.

Engel, G. L. (1977), The need for a new medical model: A challange for biomedicine. Science, 196. Jg., Nr. 4286, S. 129-136.

Faltermaier, T. (2017), Gesundheitspsychologie, 2. Aufl., Stuttgart.

Franzkowiak, P. (2003), Prävention. In: Bundeszentrale für gesundheitliche Aufklärung (Hrsg.), Leitbegriffe der Gesundheitsförderung, 4. Aufl., Schwabenheim a. d. Selz, S. 179-180.

Friedrich-Schiller-Universität Jena (2011), Lernbereich Gesundheit & Fitness. Lehrstuhl für Sportpädagogik und -didaktik, Institut für Sportwissenschaft, Thüringen.

Habermann-Horstmeier, L. / Lippke, S. (2019a), Grundlagen, Strategien und Ansätze der Gesundheitsförderung. In: Tiemann, M. / Mohokum, M. (Hrsg.), Prävention und Gesundheitsförderung, Living reference work, Heidelberg, S. 1-11.

Habermann-Horstmeier, L. / Lippke, S. (2019b), Grundlagen, Strategien und Ansätze der Primär-, Sekundär- und Tertiärprävention. In: Tiemann, M. / Mohokum, M. (Hrsg.), Prävention und Gesundheitsförderung, Living reference work, Heidelberg, S. 1-17.

Hacker, W. (1978), Allgemeine Arbeits- und Ingenieurpsychologie: psychische Struktur und Regulation von Arbeitstätigkeiten, 2. Aufl., Bern.

Hacker, W. / Skell, W. (1993), Lernen in der Arbeit, 1. Aufl., Berlin.

Hamacher, W. / Wittmann, S. (2005), Lebenslanges Lernen zum Erwerb von Handlungskompetenzen für Sicherheit und Gesundheit, 1. Aufl., Dortmund.

Kluckhohn, C. (1976), Values and value-orientations in the theory of action: An exploration in definition and classification. In: Parsons, T. / Shils, E. A. (Hrsg.), Toward a general theory of action, 7. Aufl., Cambridge, S. 388-433.

Lenartz, N. (2012), Gesundheitskompetenz und Selbstregulation, 1. Aufl., Göttingen.

Lippke, S. / Renneberg, E. (2006), Konzepte von Gesundheit und Krankheit. In: Renneberg, E. / Hammelstein, P. (Hrsg.), Gesundheitspsychologie, 1. Aufl., Heidelberg, S. 7-12.

Norman, D. A. (1982), Learning and memory. Human Resource Development Review, 6. Jg., Nr. 1, S. 64-83.

Rakoczy, H. (2017), Selbstkonzept, Entwicklung. In: Wirtz, M. A. (Hrsg.), Lexikon der Psychologie, 18. Aufl., Bern, S. 1518.

Reimann, S. / Hammelstein, P. (2006), Ressourcenorientierte Ansätze. In: Renneberg, E. / Hammelstein, P. (Hrsg.), Gesundheitspsychologie, 1. Aufl., Heidelberg, S. 13-28.

Reinecker, H. (2017), Selbstmanagement. In: Wirtz, M. A. (Hrsg.), Lexikon der Psychologie, 18. Aufl., Bern, S. 1519-1520.

Salewski, C. / Renner, B. (2009), Differentielle und Persönlichkeitspsychologie, 1. Aufl., München.

Schuntermann, M. F. (1996), Epidemiologie der Krankheitsfolgen. In: Delbrück, H. / Haupt, E. (Hrsg.), Rehabilitationsmedizin, 1. Aufl., München, S. 3-14.

Slesina, W. (2007), Primordiale, primäre, sekundäre und tertiäre Prävention: Eine Begriffsbestimmung. Deutsche Medizinische Wochenschrift, 132. Jg., Nr. 42, S. 2196-2198.

Steinbach, H. (2017), Gesundheitsförderung und Prävention für Pflege- und andere Gesundheitsberufe, 5. Aufl., Wien.

Tilliger, S. / Riedel, S. / Runde, A (2015), Gesundheitsförderung, Prävention und Rehabilitation. 2. Aufl., Studienbrief der SRH Fernhochschule. Riedlingen.

Warner, L. M. (2017), Selbstwirksamkeitserwartung. In: Wirtz, M. A. (Hrsg.), Lexikon der Psychologie, 18. Aufl., Bern, S. 1527.

Internetquellen

Bundesministerium für Gesundheit (2019), Früherkennung, https://www.bundesgesundheitsministerium.de/themen/krankenversicherung/online-ratgeber-krankenversicherung/medizinische-versorgung-und-leistungen-der-krankenversicherung/frueherkennung.html#c4884, abgerufen am 29.05.2020.

Nationale Dekade gegen Krebs (2020), AG „Prävention": enormes Potenzial der Krebsprävention ausschöpfen, https://www.dekade-gegen-krebs.de/de/ag-praevention-enormes-potenzial-der-krebspraevention-ausschoepfen-1974.html, abgerufen am 31.05.2020.

Verbraucherzentrale (2020), Früherkennung: Diese Vorsorgeuntersuchungen stehen Ihnen zu, https://www.verbraucherzentrale.de/wissen/gesundheit-pflege/krankenversicherung/frueherkennung-diese-vorsorgeuntersuchungen-stehen-ihnen-zu-10429, abgerufen am 29.05.2020.

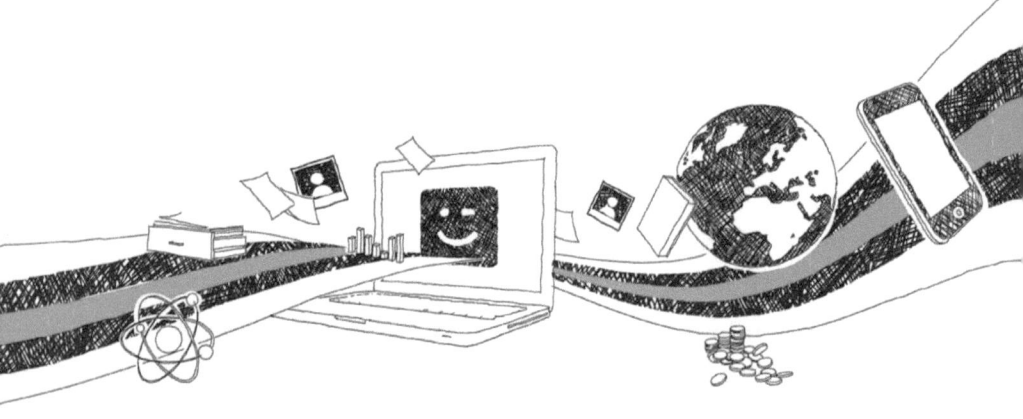
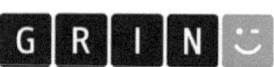